BEI GRIN MACHT SICH IHR WISSEN BEZAHLT

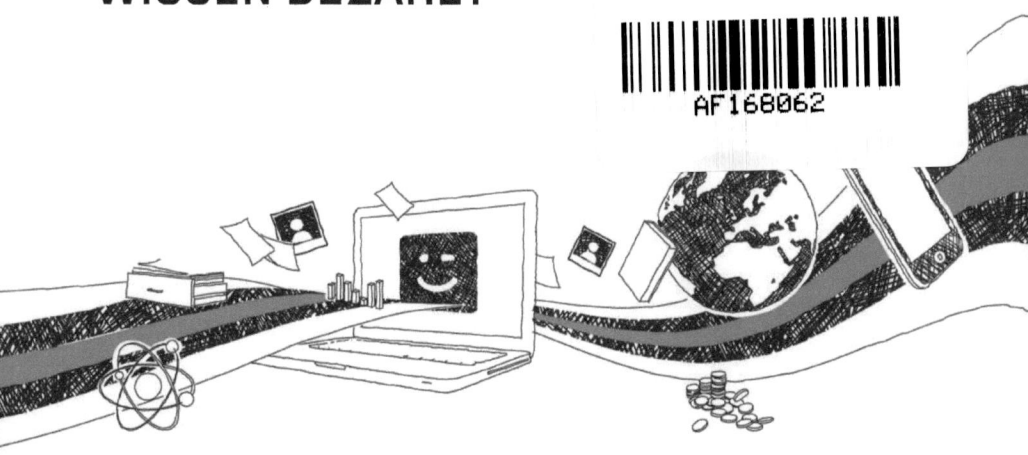

- Wir veröffentlichen Ihre Hausarbeit,
  Bachelor- und Masterarbeit

- Ihr eigenes eBook und Buch -
  weltweit in allen wichtigen Shops

- Verdienen Sie an jedem Verkauf

Jetzt bei www.GRIN.com hochladen
und kostenlos publizieren

GRIN

Trainingsplanung Cardiofitness für eine 24-jährige Frau

Christian Scherzberg

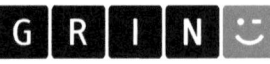

Bibliografische Information der Deutschen Nationalbibliothek:

Die Deutsche Nationalbibliothek verzeichnet diese Publikation in der Deutschen Nationalbibliografie; detaillierte bibliografische Daten sind im Internet über http://dnb.d-nb.de abrufbar.

ISBN: 9783346232236
Dieses Buch ist auch als E-Book erhältlich.

© GRIN Publishing GmbH
Nymphenburger Straße 86
80636 München

Druck und Bindung: Books on Demand GmbH, Norderstedt Germany
Gedruckt auf säurefreiem Papier aus verantwortungsvollen Quellen

Das vorliegende Werk wurde sorgfältig erarbeitet. Dennoch übernehmen Autoren und Verlag für die Richtigkeit von Angaben, Hinweisen, Links und Ratschlägen sowie eventuelle Druckfehler keine Haftung.

Das Buch bei GRIN: https://www.grin.com/document/909322

Deutsche Hochschule für

Prävention und Gesundheitsmanagement

Hermann Neuberger Sportschule 3

66123 Saarbrücken

Einsendeaufgabe

Fachmodul:	Trainingslehre II
Studiengang:	Bachelor of Arts Fitnessökonomie
Datum Präsenzphase	**15.06.2020 – 17.06.2020**
Name, Vorname:	Scherzberg, Christian
Studienort:	**Leipzig**
Semester:	**SS 2019**

1 Diagnose

Zur Erstellung eines Trainingsplans, der individuell auf den trainierenden Probanden zugeschnitten ist, ist es notwendig, allgemeine & biometrische Daten der Person zu sammeln und auszuwerten. Diese Werte bilden den aktuellen Ausgangspunkt und stellen die Basis dar, um das eigens gestellte Ziel zu erreichen.

In Zusammenarbeit mit dem Probanden wurden allgemeine Daten (Alter, Geschlecht, etc.), biometrische Daten (Körpergröße, Körpergewicht, Blutdruck), Trainingsmotive, frühere & aktuelle sportliche Tätigkeiten, die berufliche Tätigkeit und die zeitliche Verfügbarkeit besprochen. Da es in einem Trainingsplan essenziell ist, Vorerkrankungen oder sonstige gesundheitliche Beeinträchtigungen mit in das Training einzubeziehen, wurde sich gründlich vorher beim Probanden darüber informiert, ob solche vorliegen bzw. in der Vergangenheit vorhanden waren.

Aufgrund von datenschutzrechtlichen Gründen wird die Probandin auf den folgenden Seiten als Frau R. bezeichnet.

1.1 Allgemeine und biometrische Daten

Die nachfolgende Tabelle zeigt die allgemeinen und biometrischen Daten der trainierenden Person.

Tabelle 1: Allgemeine und biometrische Daten (eigene Darstellung)

Allgemeine Daten	
Alter	24
Geschlecht	weiblich
Körpergröße	170cm
Körpergewicht	87,2kg
BMI	30,17
Trainingsmotive	• Ökonomisierung vom Herz-Lungen-Kreislauf • Gewichtsreduktion • Blutdruck verbessern
Berufl. Tätigkeit	Online-Marketing-Managerin
Aktuelle sportl. Tätigkeiten	• Fitnesstraining (Krafttraining)

Leistungsstufe: Fortgeschritten
Trainingsumfang: 2-3x Training / Woche
Zeitraum: seit 1 Jahr

- Fitnesstraining (Cardiotraining)

Leistungsstufe: Beginner
Trainingsumfang: 2x Training/Woche für 15-20 Min. Laufband
Zeitraum: seit 2 Monaten

Frühere sportl. Tätigkeiten	Keine
Zeitliche Verfügbarkeit	2 Tage/Woche, je 30-45 Minuten/Einheit
Biometrische Daten	
Blutdruck	<li> Systole: 126 mmHg <li> Diastole: 82 mmHg
Ruhepuls	74 S/min
Normwerte der WHO – Blutdruck (normal)	<li> Systolisch: 120 – 129 mmHg <li> Diastole: 80 – 84 mmHg
Normwerte der WHO – Ruhepuls	60 – 80 S/min
Allgemeiner Gesundheitszustand	
Orthopädische Beschwerden	Keine vorhanden
Internistische Beschwerden	Keine vorhanden
Regelmäßige Medikation	Keine vorhanden
Ärztliche Behandlung	Keine vorhanden
Sonstige gesundheitl. Einschränkungen	Keine vorhanden

1.2 Leistungsdiagnostik / Ausdauertest

Für die Erstellung eines geeigneten Trainingsplans, ist es notwendig einen Ausdauertest durchzuführen, welcher zur Leistungsform der Probandin passt.

Als mögliche Option hierfür gibt es beispielsweise Ausdauertests für das Fahrradergometer, z.B. den Vita-Maxima-Test, einen Belastungstest der World Health Organization (WHO) oder den Belastungstest von Hollmann & Venrath.

Während der Vita-Maxima-Test dem Trainierenden alles abverlangt und an die Grenzen der Belastbarkeit bringt, findet dieser eher im Leistungssport Anwendung und ist somit am besten für Leistungssportler geeignet. Der Belastungstest nach Hollmann & Venrath ist für normal bis gut trainierte Personen geeignet. Der letzte Test für das Fahrradergometer ist der Belastungstest der World Health Organization (WHO), dieser ist bevorzugt für ältere Personen geeignet bzw. für untrainierte oder übergewichtige Kunden.

Da unsere Probandin sehr wenig Erfahrung im Ausdauertraining hat und mit einem BMI von 30,17 als Adipositas Grad I (WHO, 2020) klassifiziert wird, ist für sie der Belastungstest der World Health Organization (WHO) perfekt geeignet.

1.2.1 Begründung der Testauswahl – Belastungstest World Health Organization

Analysiert man die erhobene Diagnostik, erkennt man an den Daten, dass ein Belastungstest der WHO am Fahrradergometer bei submaximaler Auslastung, am sinnvollsten ist. Die Probandin Frau R. Ist 24 Jahre jung, hat einen systolischen Blutdruckwert von 126 mmHg und einen diastolischen Blutdruckwert von 82 mmHg. Ihr Ruhepuls liegt bei 74 S/min. Die Probandin gab in der Diagnose an, keine internistischen & orthopädischen Beschwerden zu haben, da keine kontraindizierten Beschwerden wie z.B. die Einnahme von Beta-Blockern, Diabetes mellitus oder Hypertonie vorhanden sind, ist davon auszugehen, dass die Probandin in einer sehr guten körperlichen Verfassung ist.

Da Frau R. ca. 2-3 Mal pro Woche ein Ausdauertraining für 15 Minuten absolviert, welches in der Summe maximal 45 Minuten beträgt, kann man Frau R. als Beginner im Ausdauertraining klassifizieren, somit bietet sich ein Belastungstest der WHO am besten bei ihr an.

1.2.2 Durchführung Belastungstest am Fahrradergometer und Protokoll

Ein Belastungstest der World Health Organization (WHO) in submaximaler Ausführung, wird als sehr einsteigerfreundlich betrachtet, da dieser sehr gut für Untrainierte, Übergewichtige oder für ältere Personen.

In diesem Test verwenden wir die IPN-Voreinstufung zur Festellung der Pulsobergrenze, wie in Tabelle 2 angegeben.

Tabelle 2: Voreinstufung nach Ruheherzfrequenz und Lebensalter (modifiziert nach Trunz, 2001, IPN, 2004, S.4)

Alter → HfRuhe↓	<20	20-29	30-39	40-49	50-59	60-69	>70
>50 S/min	140	135	130	125	115	110	105
50-59 S/min	145	140	135	125	120	115	110
60-69 S/min	145	145	135	130	125	120	115
70-79 S/min	150	145	140	135	130	125	120
80-89 S/min	155	150	145	140	135	125	125
>90 S/min	160	155	150	145	135	130	125

In der IPN-Voreinstufung wurde festgestellt, dass die Probandin bei einem Alter von 24 Jahren und einem Ruhepuls von 74 S/min eine Pulsobergrenze von 145 S/min (vgl. Tabelle 2) verfügt.

Da Frau R. nur maximal 40 Minuten pro Woche mit Ausdauertraining verbringt, wird nach der IPN-Voreinstufung kein Pulszuschlag berechnet, da sie die erforderlichen 60min/Woche Trainingszeit (vgl. Tabelle 3) nicht erreicht.

Tabelle 2: Voreinstufung unter zusätzlicher Berücksichtigung der Trainingshäufigkeit ausdauerrelevanter Aktivitäten (modifiziert nach Trunz, 2001, IPN, 2004, S.4)

Trainingszustand	Trainingshäufigkeit/Woche	Stunden/Woche	Pulsaufschlag
Kein Ausdauertraining	Kein einziges Mal	0 Stunden	Kein Aufschlag
Wenig Ausdauertraining	1-2-mal	≤ 1 Stunde	Kein Aufschlag
Moderates Ausdauertraining	2-3-mal	1-2 Stunden	plus 5 S/min
Viel Ausdauertraining	3-4-mal	2-4 Stunden	plus 10 S/min
Sehr viel Ausdauertraining	>4-mal	> 4 Stunden	plus 15 S/min

Begonnen wird mit einer Startbelastung von 25 Watt und wird nach jeweils zwei Minuten um weitere 25 Watt erhöht. Um eine hochwertige Protokollierung zu gewährleisten, wird im Minutentakt die aktuelle Herzfrequenz eingetragen. Eine Erhöhung der Wattzahl findet so lange statt, bis die vorher definierte Pulsobergrenze von 145 S/min erreicht wurde.

In der nachfolgenden Tabelle 4 ist das Testprotokoll von Frau R. aufgeführt.

Tabelle 2: Testprotokoll (Belastungstest WHO)

Name: Frau R.	Geschlecht: weiblich	Alter: 24	Gewicht: 87,2kg
Testform: IPN (WHO) • submaximal	Stufendauer: 2min Belastungssteigerung: 25 Watt	Pulsobergrenze: 145 S/min	
Eingangsbelastung: 25 Watt	Trittfrequenz/Umdrehungszahl : 60 – 80 U/min	Anmerkungen: keine	

Zeit in Minuten	Watt	Hf 1	Hf 2
0-2	25	84	91
2-4	50	98	106
4-6	75	115	119
6-8	100	121	125
8-10	125	131	138
10-12	150	142	146

1.2.3 Bewertung der erzielten Testergebnisse

Die Probandin Frau R. hat im Belastungstest 6 Runden erfolgreich geschafft. Nach genau 12 Minuten überschritt sie die vorher definierte Pulsobergrenze von 145 S/min knapp mit 146 S/min, bei einer Belastung von 150 Watt.

Um die individuelle Leistung bewerten zu können, muss man die biometrischen Daten hinzu ziehen, sowie die erbrachte Leistung in Watt.

Bei einer erbrachten Leistung von 190 Watt und einem Körpergewicht von 87kg, ergibt sich eine relative Watt-Soll-Leistung von 2,18 Watt/kg Körpergewicht (190 Watt / 87kg KG), welche im Vergleich zu den Werten der IPN-Normtabelle eine gute überdurchschnittliche Leistung darstellt. Anhand der erbrachten Leistung konnte ein Intensitätsfaktor von 0,63 festgestellt werden, welcher zur Berechnung der Trainingsherzfrequenz benötigt wird. Die Berechnung der individuellen Trainingsherzfrequenz von Frau R. erfolgt über die ACSM-Formel.

Die Ergebnis der ACSM-Formel bildet die Berechnungsgrundlage für die Trainingsintensität.

Diese berechnet sich wie folgt:

Thf = Hfmax x Intensität in %

Hfmax = 220 − LA

Hfmax = 220 − 24 = 196 S/min

Thf = 196 x 0,6 (60% Hfmax) = 118 S/min

Thf = 196 x 0,7 (70% Hfmax) = 137 S/min

1.3   Gesundheits- und Leistungsstatus der Person

Um die Belastbarkeit und die Leistungsfähigkeit bewerten zu können, muss ein Blick auf die Diagnostik und den Belastungstest geworfen werden.

Der IPN-Test hat ergeben, dass Frau R. eine gute Basis hat, für das bevorstehende Training. Anhand der erfassten biometrischen Daten lässt sich sagen, das keine internistischen oder orthopädischen Probleme vorhanden sind, keine Medikation vorliegt oder sonstige Probleme.

Die Probandin Frau R. hat keinerlei Einschränkungen und zeigt eine sehr gute Belastbarkeit.

2   Zielsetzung/Prognose

Die nachfolgende Tabelle spiegelt die geplanten Ziele der Probandin wieder.

Tabelle 3: Zielsetzung/Prognose

Inhalt	Ausmaß	Zeit
Körpergewichtsreduktion	- 10 kg	12 Monate
Reduzierung des Blutdrucks	Systolisch: 6-10 mmHg Diastolisch: 4-6 mmHg	6 Monate
Ruhepuls senken	- 4 S/min	12 Monate

Die Probandin Frau R. hat in Tabelle 5 ihre Ziele definiert. Sie möchte innerhalb der folgenden 12 Monate eine Gewichtsreduktion von -10kg haben. Da sie gerne etwas für ihre Blutdruckwerte machen möchte, ist ihr Ziel eine Reduzierung des Blutdrucks. Dieser soll um 6-10 mmHg im systolischen Wert und um 4-6 mmHg im diastolischen Wert sinken innerhalb der nächsten 6 Monate. Als letztes genanntes Ziel möchte sie ihren Ruhepuls in den nächsten 12 Monaten um 4 S/min senken.

3   Trainingsplanung Mesozyklus

3.1   Grobplanung Mesozyklus

Die Grobplanung für den Mesozyklus wurde in Tabelle 6 zusammengefasst.

Tabelle 4: Grobplanung Mesozyklus

Mesozyklus	
Dauer	6 Wochen
Trainingsziel	- Aufbau der Grundlagenausdauer (GA1) Stabilisierung der Grundlagenausdauer (GA1) - Regeneration (REKOM)
Belastungsumfang/Woche	30-40 Minuten
Trainingsmethoden	- extensive Dauermethode (eDM) - Regeneration (REKOM)

9

Trainingsintensität	(regenerativ) 50-60 % Hfmax (extensiv) 60-75 % Hfmax
Trainingshäufigkeit/Woche	2-mal
Dauer der Trainingseinheit	Regenerativ: 15 Minuten Extensive Dauermethode: 15-20 Minuten
Trainingsgerät	Laufband / Fahrrad / Crosstrainer

3.2 Detailplanung Mesozyklus

In Tabelle 7 wird die Detailplanung für den Mesozyklus aufgezeigt.

Tabelle 5: Detailplanung Mesozyklus

	Woche 1		Woche 2	
Trainingstage	Montag	Donnerstag	Montag	Donnerstag
Trainingsziel	GA1	GA1	GA1	GA1
Trainings-methode	Ext. DM	Ext. DM	Ext. DM	Ext. DM
Intensität HFmax in %	60-70	60-70	60-70	60-70
Thf in S/min	118-137	118-137	118-137	118-137
Trainingsdauer in Minuten	15	15	17	17
Belastungsdichte	kontinuierlich - keine Pause	kontinuierlich - keine Pause	kontinuierlich - keine Pause	kontinuierlich - keine Pause
Trainingsgerät	Laufband	Fahrrad	Laufband	Fahrrad
	Woche 3		Woche 4	
Trainingstage	Montag	Donnerstag	Montag	Donnerstag
Trainingsziel	Regeneration	Regeneration	GA1	GA1

Trainings-methode	RECOM	RECOM	Ext. DM	Ext. DM
Intensität HFmax in %	50-60	50-60	65-75	65-75
Thf in S/min	98-118	98-118	127-147	127-147
Trainingsdauer in Minuten	15	15	20	20
Belastungsdichte	kontinuierlich - keine Pause	kontinuierlich - keine Pause	kontinuierlich - keine Pause	kontinuierlich - keine Pause
Trainingsgerät	Crosstrainer	Crosstrainer	Laufband	Fahrrad

	Woche 5		Woche 6	
Trainingstage	Montag	Donnerstag	Montag	Donnerstag
Trainingsziel	GA1	GA1	Regeneration	Regeneration
Trainings-methode	Ext. DM	Ext. DM	RECOM	RECOM
Intensität HFmax in %	70-75	70-75	55-60	55-60
Thf in S/min	137-147	137-147	108-118	108-118
Trainingsdauer in Minuten	17	17	15	15
Belastungsdichte	kontinuierlich - keine Pause	kontinuierlich - keine Pause	kontinuierlich - keine Pause	kontinuierlich - keine Pause
Trainingsgerät	Laufband	Fahrrad	Crosstrainer	Crosstrainer

3.3 Begründung zum Mesozyklus

3.3.1 Begründung zum angestrebten wöchentlichen Belastungsumfang

Im Trainingsplan von Frau R. ist ein Mesozyklus über 6 Wochen mit jeweils 2 Trainingstagen pro Woche vorgesehen, da sie noch keine Erfahrung im Ausdauertraining hat und sich erst einmal an die neuen Belastungen gewöhnen soll.

Der Mesozyklus ist über 6 Wochen geplant, damit Frau R. die Möglichkeit hat, eine gewisse Ausdauer zu entwickeln, um danach neue Trainingsmethoden in den Trainingsplan mit aufnehmen zu können.

Die Trainingsdauer pro Trainingseinheit bewegt sich jeweils zwischen 15 Minuten und 20 Minuten und wird in den folgenden Mesozyklen weiter angepasst, um eine mögliche Stagnation zu verhindern oder eine negative Beeinflussung der Leistung herbeizurufen. (Lehmann, Foster & Keul, 1993)

3.3.2 Begründung zu den ausgewählten Trainingsmethoden

Da Frau R. aufgrund ihrer wenigen Erfahrung mit Ausdauertraining als Beginnerin zu klassifizieren ist, bietet sich bei ihr die extensive Dauermethode am meisten an, um sich an die Belastung zu gewöhnen und da diese für leistungsschwächere Personen sehr gut geeignet ist. (Hottenrott, 2006, S.64ff)

Anhand der Ziele von Frau R. und den Angaben in der Diagnose, dass sie ihr Körpergewicht reduzieren will und ihr Herz-Lungen-Kreislauf verbessern will, bietet sich die extensive Dauermethode an. Da die extensive Dauermethode ausschließlich aerob arbeitet, wird die Energiebereitstellung durch Oxidation von Kohlenhydraten und Fetten übernommen, was eine erhöhte Fettverbrennung bewirkt (Tomasits & Haber, 2016, S.118) Diese sorgt dafür, dass eine Ökonomisierung des Herz-Lungen-Kreislaufs eintritt, was u.a. eine Senkung der Herzfrequenz, eine Erhöhung des Schlagvolumens etc. zur Folge hat.

3.3.3 Begründung zur Belastungsprogression

Da Frau R. nur maximal 2-mal pro Woche die Zeit für Ausdauertraining hat, ist es leider nicht möglich die Häufigkeit des Trainings zu steigern, somit wird in der Trainingsplanung erst einmal nur der Umfang und die Intensität gesteigert.

Um das Training nicht auf dem gleichen Belastungsniveau zu halten und um Stagnation vorzubeugen, wird die Belastung an die Entwicklung der Probandin angepasst (Eisenhut & Zintl, 2013, S.18-19).

Im Trainingsplan der Kundin ist vorgesehen, das die Belastungsdauer sowie die Intensität der Trainingeinheiten verändert und angepasst werden.

3.3.4 Begründung zu den angesteuerten Trainingsbereichen

Der Trainingsplan der Probandin umfasst zwei verschiedene Trainingsbereiche – GA1-Training (Grundlagenausdauer 1) und REKOM (Rekompensation).

Beide Trainingsbereiche arbeiten mit der extensiven Dauermethode, da diese gerade für Einsteiger bzw. Leistungsschwächere sehr gut ist und das Ziel von Frau R. erfüllt, Körpergewicht zu reduzieren, da die extensive Dauermethode eine erhöhte Fettverbrennung mit sich bringt. (Zintl & Eisenhut, 2009, S.119).

Das GA1-Training dient dazu, der Probandin zu helfen, eine gewisse Grundausdauer zu bekommen bzw., damit diese u.a. die Intensität im Training verbessern kann.

Aufgrund der Tatsache, dass Frau R. erst mit dem Ausdauersport angefangen hat und noch keine Erfahrung hat, soll sie erst einmal keinen schweren Einstieg haben.

Der Trainingsbereich REKOM wurde gewählt, damit sie sich in Woche 3 und Woche 6 auf höhere Belastungen vorbereiten kann bzw. davon regenerieren kann (Eifler & Kettenis, 2019, S.200), da ihr Körper solche Belastungen noch nicht gewöhnt ist.

3.3.5 Begründung der ausgewählten Ausdauergeräte bzw. Bewegungsformen

Als Trainingsgeräte wurde eine Mischung aus Laufband, Fahrrad und Crosstrainer ausgewählt. Da die Probandin in der Anamnese angegeben hat, das Laufband zwei Mal für 15-20 Minuten pro Woche zu nutzen, da es ihr am besten gefällt, wurde es in den

Trainingsplan integriert. Zudem stellen sowohl das Fahrrad als auch der Crosstrainer sehr einsteigerfreundliche Geräte dar, welche leicht zu erlernen sind.

Sowohl das Laufband als auch der Crosstrainer bieten ein Ganzkörpertraining, da z.B. beim joggen auf dem Laufband 80% der gesamten Muskulatur genutzt werden (Eifler & Kettenis, 2019, S.119-121). Durch die Nutzung der gesamten Muskulatur wird zusätzlich viel Energie verbraucht, was zu einer Gewichtsreduktion führt.

4   Literaturrecherche

In Tabelle 6 wird die erste von zwei Studien zum Thema „Effekte von Ausdauertraining auf Diabetes mellitus Typ-2" aufgegriffen.

Tabelle 6: Studie 1 (Opitz et al., 2009)

Titel der Studie	Ausdauertraining verbessert die verminderte antioxidative Kapazität in Erythrozyten von nicht-insulinpflichtigen Typ-2-Diabetikern
Autoren	Opitz, David Assadi, D. Kreutz, Thorsten Lenzen, E. Graf, Christine Schiffer, Thorsten Bloch, Wilhelm Brixius, Klara
Jahr der Publikation	Veröffentlicht im Jahr 2009
Versuchsfrage	Bei der Erkrankung Diabetes mellitus Typ-2 kommt es zu einer verstärkte Freisetzung von reaktiven Sauerstoffspezies (ROS; reactive oxygen species) , was zur Folge hat, das atherosklerotische Gefäßveränderungen eintreten können. Aufgrund dessen ist es essenziell die antioxidative Kapazität des Blutes bzw. den Erythrozyten zu verbessern. Durch die Annahme, das Peroxiredoxine besonders dann von Bedeutung sind, wenn Entzündungsreaktionen auftreten bzw. hohe körperliche Belastung, wurde die Expression von Peroxiredxoin-Isoformen 1-6 an Erythrozyten von Patienten mit nicht-insulin-pflichtigem Diabetes mellitus Typ-2 vor und nach einem dreimonatigen Ausdauertraining untersucht.
Versuchspersonen	n=6 (männlich) Alter: 56,6±4,1 Jahre BMI: 30,5±5,1 kg/m²
Versuchsaufbau	Bei den Studienteilnehmern wurde vor und nach dem dreimonatigen Ausdauertraining (2x 1 Stunde/Woche) ein Belastungs-EKG durchgeführt. Vor und 10 Minuten nach dem EKG wurden Blutproben entnommen. Die Peroxiredoxin-Isoformen 1-6 wurden durch eine immunhistochemischen Auswertung bestimmt.
Ergebnisse	In den Erythrozyten wurden vor allem die Peroxiredoxin Isoformen 1 & 2 exprimiert. Die Expression dieser beiden Isoformen ist bei Diabetikern signifikant vermindert gegenüber adipösen Personen. Ausdauertraining hat einen signifikanten Anstieg von Peroxiredoxin 1 & 2 bei Diabetikern zur Folge.
Schlussfolgerung	T2D bewirkt eine Minderung der antioxidativen Kapazität der Erythrozyten durch Herabregulation der Peroxiredoxin-Isoformen 1 & 2 in den Erythrozyten. Durch die Ausführung von körperlichen Aktivitäten verbessert sich die antioxidative Kapazität der Erythrozyten und kann möglicherweise dadurch der Freisetzung von ROS (reactive oxygen species) unter

> Belastungsreaktionen oder Entzündungsreaktionen entgegenwirken, was infolgedessen einer endothialen Dysfunktion bzw. einer atherosklerotischen Gefäßveränderung entgegenwirkt.

In Tabelle 7 wird die zweite Studie zum Thema „Effekte von Ausdauertraining auf Diabetes mellitus Typ-2" aufgegriffen.

Tabelle 7: Studie 2 (Brinkmann et al., 2018)

Titel der Studie	Endurance Training Alter YKL40, PERM1 and HSP70 Skeletal Muscle Protein Contents in Men With Type-2-Diabetes Mellitus
Autoren	Brinkmann, Christian Kuckertz, Anika Schiffer, Torsten Bloch, Wilhelm Predel, Hans-Georg Brixius, Klara
Jahr der Publikation	Veröffentlicht am 21.05.2018
Versuchsfrage	Die Krankheit Diabetes mellitus Typ-2 ist eine sehr ernstzunehmende und herausfordernde Krankheit. Da die Proteine YKL40 (Chitinase 3-like 1), PERM1 (PGC-1 and ERR-induced regulator in muscle protein 1) und HSP70 (heat-shock protein-70) als neue Therapiemöglichkeit diskutiert wurden, untersucht diese Pilotstudie, welche Auswirkungen ein Ausdauertraining (3-mal pro Woche für 3 Monate, moderate Intensität) auf die Konzentration der Muskelproteine YKL40, PERM1 und HSP70 im Körper hat.
Versuchspersonen	n=7 (männlich) Alter: 63±9 Jahre mit Diabetes mellitus Typ-2
Versuchsaufbau	Sieben Männer wurden getestet, welche über den Zeitraum von 3 Monaten ein Ausdauertraining absolvieren. Die Trainingseinheiten finden 3-mal pro Woche statt und werden mit einer moderaten Intensität absolviert. Es wurden drei verschiedene Messungen vorgenommen: T1: 6 Wochen vor Trainingsbeginn T2: 1 Woche vor Trainingsbeginn T3: 3-4 Tage nach Trainingsende Die Proteinanteile von YKL40, PERM1 und HSP70 wurden über Immunhistochemie ermittelt.
Ergebnisse	Der Anteil der Proteine YKL40, PERM1 und HSP70 ist durch Ausdauertraining signifikant gestiegen. Zwischen den Messpunkten T2-T3 konnte beim Protein YKL40 eine Steigerung von 103% (0.012), bei PERM1 von 61% (0.010) und bei HSP70 von 89% (p=0.028) festgestellt werden. Bei dem Protein HSP70 wurde zudem festgestellt, ein erhöhter Gehalt in Typ-1 Muskelfasern vorhanden ist. Bei der Messung T3 wurde herausgefunden, dass eine Erhöhung von Typ-1 Fasern und eine Verringerung von Typ-2 Fasern stattgefunden hat. Zwischen den Messungen von T1 und T2 wurden keine signifikanten Veränderungen zwischen den Proteinen YKL40, PERM1 und HSP70 oder dem Verhältnis von Typ-1 & Typ-2 Muskelfasern festgestellt.

| Schlussfolgerung | Die trainingstechnische Erhöhung der Proteine YKL40, PERM1 und HSP70 kann helfen die Beschwerden zu verringern und die Kontrolle über Diabetes mellitus Typ-2 zu verbessern. |

5   Literaturverzeichnis

Brinkmann, C.; Kuckertz, A.; Schiffer, T.; Bloch, W.; Predel, H.-G.; Brixius, K. (2019). Endurance training alters YKL40, PERM1, and HSP70 skeletal muscle protein contents in men with type 2 diabetes mellitus. *Endocrine Research, 44* (1-2).

Eifler, C. & Kettenis, L. (2015). *Studienbrief Trainingslehre II – Gesundheitsorientiertes Ausdauertraining*. Saarbrücken: Deutsche Hochschule für Prävention und Gesundheitsmanagement

Eisenhut, A. & Zintl, F. (2013). *Ausdauertraining. Grundlagen, Methoden, Trainingssteuerung* (Sportwissen, 8. Auflage (Neuausgabe)). München: blv.

Hottenrott, K. (2006). *Trainingskontrolle mit Herzfrequenz-Messgeräten*. Aachen: Meyer & Meyer.

Lehmann, M., Foster, C. & Keul, J. (1993). Overtraining in endurance athletes: a brief review. *Medicine and science in sports and exercise*, 25 (7), 854–862.

Opitz, D; Assadi, D.; Kreutz, T.; Lenzen, E.; Graf, C.; Schiffer, T. et al. (2009). Ausdauertraining verbessert die verminderte antioxidative Kapazität in Erythrozyten von nicht-insulinpflichtigen Typ-2-Diabetikern. *Diabetologie & Stoffwechsel, 1 (1)*.

Tomasits, J. & Haber, P. (2016). *Leistungsphysiologie*. (5.Aufl.), Berlin: Springer

WHO. (2000) Obesity: preventing and managing the global epidemic. *WHO Technical Report Series 894*, Genova, Switzerland: WHO

Zintl, F. & Eisenhut, A. (2009). *Ausdauertraining. Grundlagen – Methoden – Trainingssteuerung* (7. Überarb. Aufl.). München: BLV Sportwissen.

6 Tabellenverzeichnis

BEI GRIN MACHT SICH IHR WISSEN BEZAHLT

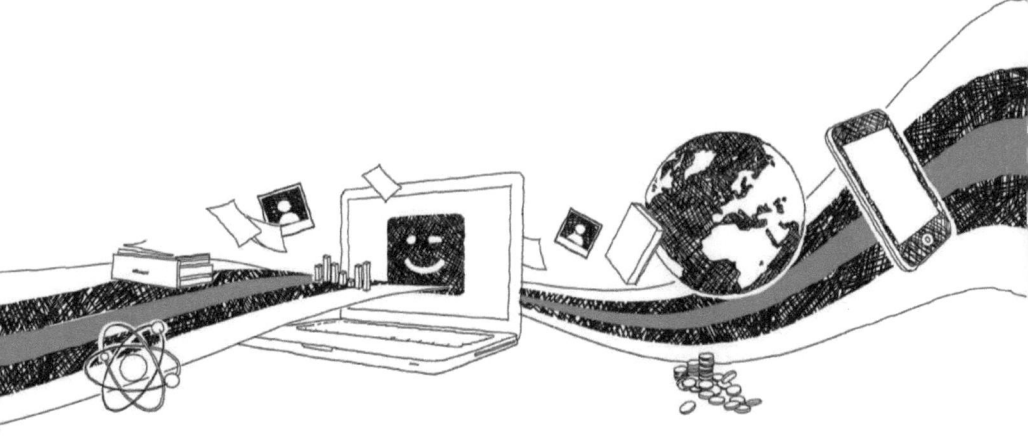

- Wir veröffentlichen Ihre Hausarbeit,
  Bachelor- und Masterarbeit

- Ihr eigenes eBook und Buch -
  weltweit in allen wichtigen Shops

- Verdienen Sie an jedem Verkauf

Jetzt bei www.GRIN.com hochladen
und kostenlos publizieren

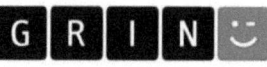